EAU

THERMO-MINÉRALE

DE LA

RAVINE-CHAUDE

DU

LAMENTIN

(GUADELOUPE)

PAR G. CUZENT,

PHARMACIEN DE LA MARINE IMPÉRIALE,
PHARMACIEN DE 1re CLASSE DE L'ÉCOLE SUPÉRIEURE DE PARIS,
CHEVALIER DE LA LÉGION D'HONNEUR.

POINTE-A-PITRE (GUADELOUPE)

IMPRIMERIE DU COMMERCIAL

30, RUE D'ARBAUD

1864

EAU

THERMO-MINÉRALE

DE LA

RAVINE-CHAUDE

DU

LAMENTIN

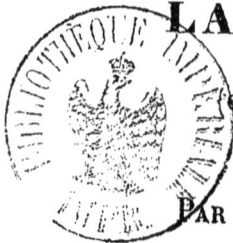

(GUADELOUPE)

PAR G. CUZENT,

PHARMACIEN DE LA MARINE IMPÉRIALE,
PHARMACIEN DE 1re CLASSE DE L'ÉCOLE SUPÉRIEURE DE PARIS,
CHEVALIER DE LA LÉGION D'HONNEUR.

POINTE-A-PITRE (GUADELOUPE)

IMPRIMERIE DU COMMERCIAL

30, RUE D'ARBAUD

—

1864

RECHERCHES ANALYTIQUES

SUR

L'EAU THERMO-MINÉRALE DE LA RAVINE-CHAUDE

DU

LAMENTIN (GUADELOUPE)

PAR

M. G. CUZENT

PHARMACIEN DE LA MARINE IMPÉRIALE,
PHARMACIEN DE 1ʳᵉ CLASSE DE L'ÉCOLE SUPÉRIEURE DE PARIS,
CHEVALIER DE LA LÉGION-D'HONNEUR.

§ I.

INTRODUCTION.

Considérant l'eau de la *Ravine-Chaude* comme une eau chaude ordinaire, on ne lui accordait généralement à la Guadeloupe d'autre mérite que celui du bien-être qu'elle procure, lorsque pendant plusieurs heures on y est resté le corps plongé. Sa température, toujours la même, en faisait donc seule toute la valeur.

Cependant, des faits à la connaissance de tous avaient déjà plusieurs fois démontré l'action toute spéciale de cette eau. Ainsi, on m'a cité un grand nombre de malades atteints soit de rhumatismes, de goutte, d'engorgements de la rate à la suite de fièvres intermittentes rebelles, soit de paralysie générale ou partielle qui, sous l'influence prolongée des bains de cette source, s'étaient complétement rétablis.

Le mieux sensible qu'en éprouve en ce moment M. C...... atteint d'ataxie locomotrice, vient de nouveau confirmer la propriété thérapeutique de cette eau thermale et indiquer qu'elle doit renfermer des agents médicamenteux, autres que ceux qu'on y a déjà signalés.

M. Dupuy, pharmacien de la marine et chef du service pharmaceutique à la Guadeloupe, a fait en 1842 l'analyse de l'eau de la Ravine-Chaude. Il y a constaté la présence des chlorures de sodium et de calcium, celle des carbonates de soude et de chaux, de la silice et de l'alumine. (1)

Aujourd'hui, en m'occupant de nouveau de ce travail, je n'ai pas pour but de contrôler les observations consciencieuses de ce chimiste habile. Je ne fais que me rendre au désir de mon ami, M. le docteur Walther, médecin en chef de la marine impériale, à la Pointe-à-Pitre.

Chargé du service médical, M. Walther a voulu connaître d'une manière plus complète, si c'était possible, la composition chimique de l'eau de la Ravine-Chaude et c'est à son obligeante intervention que je dois d'avoir pu faire mes premières recherches. Je le prie de vouloir bien ici agréer l'expression de ma gratitude.

M'étant rendu plus tard à cette Ravine, j'ai pu en étudier la source dans tous ses détails et avec tous les soins que comporte un pareil examen. J'ai pu ainsi contrôler mes premiers résultats et me faire une idée exacte du pays.

D'après mes investigations, l'eau de la Ravine-Chaude est une eau *saline* qui, en plus des sels déjà signalés par M. Dupuy, renferme une notable quantité de sulfates et de nitrates, du fer, de l'Iode et du Brôme. Quoique ces derniers principes y soient en petite quantité, ils n'en sont pas moins de précieux agents mi-

(1) Voir la brochure publiée à cette époque par M. Dupuy.— *Recherches analytiques sur les eaux thermo-minérales et sur les eaux de sources et des rivières de la Guadeloupe.*— Basse-Terre, *Imprimerie du gouvernement,* 1842.

néralisateurs qui donnent à cette eau des propriétés spéciales. Il suffit, en effet, que l'Iode ou le Brôme se trouvent dans une eau minérale, seulement dans la proportion de 0,001 à 0,002 milligrammes, pour devenir *élément médical*.

L'eau de la Ravine-Chaude tire donc ses propriétés particulières, des éléments salins, ferrugineux, iodés et brômés qu'elle renferme, et sa température élevée (33 degrés centigrades) compense, dans son action bienfaisante, son peu de richesse en principes chimiques.

Employée telle qu'elle sort de son point d'émergence, elle ne subit aucun refroidissement partiel, c'est-à-dire, aucune déperdition de sa valeur minéralisatrice.

La place de cette eau est donc désormais parmi les eaux salines thermo-minérales iodo-brômées et je considère, dès à présent, sa valeur médicale complètement démontrée.

§ II.

LA RAVINE-CHAUDE.

A vingt-trois kilomètres de la Pointe-à-Pitre(1), et après avoir traversé la Grande-Rivière Goyave dont les eaux rapides et souvent torrentielles limitent la commune de Ste-Rose, se trouve, dans le nord du bourg du Lamentin et presqu'au pied des montagnes, l'excavation appelée *La Ravine-Chaude*.

Elle doit ce nom à une abondante source d'eau thermale dont la température est de 33 degrés centigrades, celle de l'air étant de 24° et la pression barométrique de 0,754 millimètres.

Cet enfoncement, demi-circulaire, est encadré du côté de l'Est par un talus planté de cacaoyers au sommet duquel passe une route qui mène sur un vaste plateau. La partie du Sud, d'une inclinaison de 45 degrés environ, est plus haute. Le versant de ce morne est cultivé, planté aussi d'orangers, de cocotiers, d'arbres à pain, de bananiers, etc., etc.

D'étroits sentiers conduisent aux maisons louées par les baigneurs ainsi qu'à la piscine. Mais, ces chemins tracés sur un sol argileux, sont trop rapides pour des malades; ils sont encore glissants et impraticables dans la saison des pluies.

Sur le plateau, s'élèvent l'habitation et ses dépendances; une route coupée dans les grands bois vient ensuite.

Faisant face au Nord, la maison principale compte déjà plus de soixante ans d'existence. De cette demeure devenue historique, la vue s'étend sur un brillant panorama formé par les montagnes et les bois de Ste-Rose, ainsi que par la mer, à l'horizon.

En 1797, un rassemblement considérable se forma sur ce plateau. A cette époque, les noirs de la commune du Lamentin, presque tous armés, levèrent l'étendard de la révolte et parcou-

(1) La Pointe-à-Pitre est située par les 16°, 15' de latitude et par les 63° 5' de longitude O., à 12 lieues dans le N.-E. de la ville de la Basse-Terre.

rant la campagne, ils arrêtaient tous les blancs. Le général Boudet se chargea souvent de les poursuivre. (1)

Cinq ans plus tard, la maison principale dont je viens de parler subit un véritable siége, et malgré la persévérante hardiesse des assiégeants, ceux-ci ne purent s'en rendre maîtres. Cet épisode, *complètement inédit*, trouve ici sa place et mérite d'être raconté dans tous ses détails.

＊

C'était en 1802, l'abolition de l'esclavage, décrétée par Robespierre le 4 février 1794, venait d'être rapportée. Le général Richepanse, récemment arrivé à la Guadeloupe, s'occupait de mettre à exécution l'ancien système colonial, en vertu de la loi du 30 floréal an X (20 mai 1802) qui maintenait l'esclavage dans les colonies rendues par le traité d'Amiens, conformément aux lois et réglements antérieurs à 1789. (2)

Les nègres affranchis, ne voulurent pas de nouveau se soumettre et organisèrent la révolte. Un reste de rebelles, tous armés, s'étaient retirés dans les bois et se montraient quand la faim les pressait.

Or, un soir vers six heures et un peu avant la tombée de la nuit, un grand nombre d'esclaves vint cerner la maison de la Ravine-Chaude pour s'emparer du propriétaire, M. Juston et de toute sa famille.

Se réfugiant avec ses fils et ses deux demoiselles à l'étage supérieur, M. Juston s'empressa de briser beaucoup de bouteilles et de dames-jeannes dont il encombra l'escalier. Les esclaves allant pieds-nus, c'était, comme on le voit, une bonne précaution à prendre dès le principe. On pouvait ainsi les maintenir à l'écart, au moins jusqu'à l'arrivée des secours qui ne pouvaient être que tardifs.

Se plaçant alors aux fenêtres, les MM. Juston, possesseurs de plusieurs fusils et chasseurs habiles, firent usage de leurs armes.

(1) *Histoire de la Guadeloupe*, de M. Lacour, t. 2, p. 445.
(2) *Les Antilles françaises*, par Boyer-Peyreleau t. 3. p. 154·

Les demoiselles, remarquables de sang froid, les rechargeaient au fur et à mesure, empêchant de cette façon que la défense ne se ralentit d'un seul instant.

Chaque fois qu'un esclave voulait approcher, une balle le laissait sur la place.....

* *

Les munitions manquèrent bientôt!... Le danger allait devenir insurmontable, lorsqu'on se rappela que dans l'appartement voisin se trouvait un large et providentiel filet du nom d'*Epervier*. Ce genre de filet, ordinairement garni de *balles* dans son pourtour, fut bientôt dépouillé de son lest et les munitions revenues, la résistance héroïque continua.

Encombré d'abord de tessons de bouteilles, l'escalier le fut plus tard de cadavres et devenu infranchissable, les insurgés s'en éloignèrent. Renonçant alors à l'espoir d'emporter la maison d'assaut, ils tinrent conseil sur le dernier parti à prendre.

Mettre le feu, pour en finir, fut le cri général !...

Imposant aussitôt silence à la foule, l'un d'eux, chef influent, répondit :

« Non ! ne les brûlons pas, ils sont trop braves pour être « incendiés ! »

Ces paroles généreuses ne furent pas prononcées en vain, car tous partirent sans répliquer.

* *

Quelques instants avant cette retraite inespérée, l'un des fils Juston avait pu s'échapper et aller demander du secours. Convaincu que les balles de l'épervier seraient insuffisantes, il avait également pensé que sans tarder la lutte deviendrait impossible. Se dévouant pour le salut de sa famille, il avait sauté par une fenêtre au risque de se faire égorger.

Une nuit sombre le favorisa, il put gagner sans entraves les halliers et se rendre au bourg du Lamentin (1). L'une des compagnies de *chasseurs des bois*, organisées par Richepanse (2), y tenait garnison. Dès qu'on apprit l'événement elle se mit en route.

Des dragons campés non loin de l'habitation de M. de Coulange, séparée seulement de la Ravine-Chaude par la Rivière Goyave, arrivèrent les premiers, guidés par la fusillade. Ils poursuivirent les rebelles déjà dispersés dans les environs et les en expulsèrent.

Les chasseurs des bois, forcément retardés sans doute, ne purent arriver qu'au point du jour, c'est-à-dire, le lendemain.

On raconte que pendant l'engagement des dragons avec les rebelles, un cheval ayant fait un écart, désarçonna et jeta à terre son cavalier. Le corps de ce malheureux fut retrouvé mutilé et haché par les nègres.

On rapporte aussi que l'une des demoiselles Juston reçut, pendant le combat, une balle dans la cuisse et qu'elle n'en resta pas moins héroïquement à son poste.

---

(1) Monté sur un bon cheval, il faut une demi-heure pour se rendre de la Ravine-Chaude au bourg du Lamentin.

(2) Richepanse est mort le 16 fructidor (3 septembre 1802) de la fièvre jaune. La France partageant cette douleur, voulut éterniser sa mémoire en décrétant le 9 germinal an XI (30 mars 1803) que le fort Saint-Charles, où ses restes avaient été déposés, porterait le nom de fort Richepanse à la place de celui qu'il tenait du hasard. On sait que par un décret de janvier 1808, l'une des rues de Paris a reçu le nom de *rue Richepanse*.

§ III.

LA SOURCE ET SON BASSIN.

Située à la partie la plus déclive de la ravine, la source thermale alimente un bassin qui mesure 14 mètres, 50 centimètres de longueur sur 13 mètres, 60 centimètres de largeur. Un fossé l'entoure, recueillant l'eau potable d'une petite source voisine ainsi que les eaux pluviales.

Placé au N.-N.-E , et à 5 mètres du bord, le trou d'émergence laisse sourdre, sans bruit ni bouillonnement sensible, l'eau thermale qui, sans cesse, se renouvelle limpide. Cette eau s'échappe encore du sol par d'étroites fissures, entraînant un sédiment que le courant rassemble au devant du trou d'émergence.

Deux arbres sciés, dont les volumineuses branches sont en partie couvertes par les boues, gisent immergées dans le bassin. C'est au pied de l'un de ces arbres que se trouve le trou de la source ou *bouillon*, dont la profondeur est de 4 mètres 50 centimètres (1). — Le fond de cette cavité est garni d'un sable vert

(1) En 1822, le docteur de Trédern, aidé de quelques amis, parmi lesquels se trouvait M. Boullemer aujourd'hui Directeur de la Poste aux lettres à la Pointe-à-Pitre, mesura la profondeur du bouillon de la Ravine-Chaude. Muni d'un gros plomb de sonde, le docteur de Trédern laissa filer, à sa grande surprise, plus de *soixante brasses* de ligne sans toucher le fond de ce gouffre.

J'ai entendu attribuer la cause de l'obstruction actuelle du bouillon au tremblement de terre de 1843.

J'ai remarqué, en effet, un affaissement du sol dans cette partie du bassin, lorsque monté sur le radeau qu'on m'avait construit, je me suis trouvé au-dessus du gouffre pour en sonder la profondeur. Mais, le travail de M. Dupuy date de 1842 et à cet époque, ce chimiste décrivit ainsi le bassin de la Ravine-Chaude :

« Le bassin, dont *la plus grande profondeur est de la hauteur d'un* « *homme au-dessus du bouillon*, est environné de dépôts boueux qui se « renouvellent avec une grande promptitude. »

L'oblitération actuelle remonte donc, comme on le voit, bien avant bleuâtre, complètement exempt de matières organiques... Ces dernières n'existent, ou ne prennent naissance que dans le bassin· Mélangées à de l'argile ainsi qu'à des sédiments ocreux, elles constituent une boue limoneuse et fétide de laquelle s'échappent, par intermittence, de grosses bulles de gaz.

Ce gaz, recueilli avec soin, a brûlé avec une flamme d'un blanc bleuâtre et a présenté tous les caractères de l'hydrogène proto-carboné, ou *gaz des marais*.

L'acide sulfhydrique qui rend les boues fétides ne provient pas de la source. Il se produit par suite de l'érémacausie des matières végétales. Ces éléments, avec le concours de la chaleur du liquide, transforment rapidement en *sulfures* les sulfates que l'eau renferme.

La vapeur d'eau est à peine visible dans la journée. Ce n'est que le matin, vers six heures, alors que l'air refroidi marque 22 degrés centigrades seulement, qu'elle devient apparente. Se baigne-t-on en ce moment, l'eau semble être plus chaude, mais il n'en est pas ainsi. Un thermomètre plongé à différentes heures du jour, pendant plus de dix minutes dans la cavité du bouillon, ne s'est jamais élevé au delà de 33 degrés.

Au fond du bassin croissent de nombreux *chara* dont les rameaux verticillés répandent une odeur marine de *frai*, et que les vêtements de bain conservent. De longues conferves, d'un vert foncé (*zygnema*), se développent encore dans ce milieu. On y trouve aussi les *nitella* à tubes simples, des *nostochinées* dont e s filaments déliés sont contenus dans une masse gélatiniforme; des champignons, des herbes coupantes, etc., etc.

Les *nymphœa* ou nénuphars étalent à la surface de l'eau leurs feuilles épaisses et arrondies, que leurs fleurs, d'un blanc de neige, accompagnent souvent. (Lys des étangs).

Une grande profusion de *Lemna* (lentilles d'eau), ainsi que des

le tremblement de terre de 1843 et le sol depuis cette époque, semble-rait au contraire s'être affaissé puis qu'aujourd'hui le fond du bouillon est de 4 mètres 50 centimètres, au lieu d'être d'un mètre soixante centimètres, ainsi que l'à estimé M. Dupuy en 1842.

flocons confervoïdes mêlés de boues, recouvrent également une partie du bassin.

Sur le sol détrempé, rouge et argileux qui circonscrit à l'Est le bassin dont je viens de parler, naissent de nombreuses plantes dont les principales espèces appartiennent aux familles des aroïdées (madères) labiées, rubiacées, synanthérées, cypéracées. — Le *convolvulus batatas* et *l'hydrocotyle repanda* ou *curage* à fleurs bleues, y sont en profusion.

§ IV.

LES PISCINES (RÉSERVOIRS).

Du N. 1{4 N. O. au S. 1{4 S. E., transversalement placée sur le bassin que je viens de décrire, s'élève la maison de bain, longue de 16 mètres et large de 4 mètres 60 centimètres.

Divisée au milieu par une cloison qui isole complétement les baigneurs des deux sexes, il reste de chaque côté un vestiaire et une piscine dans laquelle l'eau conserve toujours ses 33 degrès de chaleur vu la rapidité de son courant.

Exempt de boue, le fond des piscines est pavé en pierres de Barsac et de larges marches de ce même tuffeau jaune, donnent accès dans les bains.

La piscine des hommes contient 1 mètre 0,03 centimètres d'eau ; celle des dames 0,86 centimètres seulement.

Par suite de l'incidence des rayons solaires qui, de l'extérieur de la maison, viennent frapper obliquement le pavé des piscines, le corps immergé des baigneurs prend une couleur blanche cadavérique. Cet effet est tellement prononcé, qu'un nègre parait blanc dans l'eau de ces bassins. — Plusieurs personnes attribuent ce phénomène à la présence dans le liquide d'une grande quantité de soufre divisé. C'est là une erreur qu'un peu d'observation suffit pour faire cesser, attendu qu'au dehors de la piscine cette eau laisse à la peau sa coloration normale.

Une autre particularité dont l'explication est également bien simple, c'est la production des bulles gazeuses qui, en peu d'instants adhèrent au corps du baigneur immobile.

Ces bulles, extrêmement ténues, se fixent d'abord aux poils puis à la peau ; elles deviennent ensuite plus grosses, plus mobiles et brillantes comme des gouttelettes de mercure. En les réunissant, elles forment une bulle plus forte qui se détache bientôt pour venir crever à la surface. — Cette particularité est due à de l'air chaud et à un peu d'acide carbonique.

Après avoir traversé les piscines, l'eau se rend dans un bassin demi-circulaire, de 8 mètres de diamètre, de 4 mètres 60 centimètres de rayon et de 0,74 centimètres de profondeur.

De ce bassin en maçonnerie, situé à l'ouest de la ravine, l'eau se déverse, par un trop plein, dans un conduit creusé dans le sol et dont le parcours total est de 30 mètres.

Les abords de ce canal sont difficiles, parsemés qu'ils sont d'énormes blocs roulés de basalte.

Dans ce trajet, l'eau ne perd qu'un demi-degré de sa chaleur et tombe, de la hauteur d'un mètre environ, dans un autre bassin carré.

Enfin, de ce réservoir, appelé *Bassin des Douches*, l'eau se perd dans un ruisseau qui va aboutir à la petite rivière dite *Bras de Sable*.

§ V.

Telle qu'elle sort de la source, l'eau de la ravine est inodore, limpide et d'une température de 33 degrés centigrades.

Son toucher n'est ni gras ni rigide et bien que son goût soit à peu près nul, elle produit pourtant un léger effet purgatif. La densité de l'eau distillée étant 1000, celle de l'eau de la Ravine-Chaude est de 1,005 au densimètre de Collardeau: Par la méthode du flacon on obtient le même résultat.

Sans action sur la teinture bleue de tournesol, ni sur cette teinture préalablement rougie par un acide, elle ne brunit pas la couleur jaune du curcuma, pas plus qu'elle ne colore en noir le papier à l'acétate de plomb.

Ces différents essais prouvent que cette eau ne tient en dissolution : ni un excès d'acide carbonique, ni acide sulfhydrique, ni acide sulfureux, ni un excès d'alcalis.

Puisée dans la piscine, elle retient en suspension des matières organiques qui, après un instant, se déposent au fond du vase, restituant ainsi à l'eau sa limpidité naturelle.

Examiné au microscope, ce dépôt se compose :

1° — De conferves à travers la transparence desquelles se voient des granules verts agglutinés (*zygnema*);

2° — De tubes trachéens, entiers ou brisés;

3° — De feuilles, détachées du verticille des *chara*;

4° — De flocons jaunes gélatineux ;

5° — De petits corps ovoïdes d'un jaune orange (organe mâle des *chara*)

6° — De corps allongés transparents et verdâtres, (organe femelle des *chara*);

7° — De champignons roses, de spores, de sporules;

8° — De pellicules d'un jaune-brun, des mycodermes;

9° — De petits corpuscules violets;

10° — De grains de sable d'un vert bouteille, dont l'éclat vitreux, la forme arrondie, simulent à s'y méprendre de petites feuilles;

11° — De cristaux brillants de quartz, dont les angles sont plus ou moins émoussés par le frottement.

§ VI.

ACTION DES RÉACTIFS.

Une ébullition prolongée ne trouble pas la transparence de l'eau de la Ravine-Chaude. Il faut 11 divisions hydrotimétriques pour produire, avec la solution alcoolique de savon, une mousse persistante de 5 millimètres,

Les acides	— versés dans cette eau, n'y produisent pas d'effervescence.
La potasse	— ne l'altère pas.
L'eau de chaux	— la trouble.
L'azotate de Baryte	— rien.
Le chlorure de Baryum	— donne un léger précipité blanc (*sulfatés*).
L'ammoniaque liquide	— rien.
L'oxalate d'ammoniaque	— donne un léger précipité blanc.
Le sulfhydrate d'ammoniaque	— rien.
Les cyanures jaune et rouge	— rien.
Le phosphate de soude	— rien.
Le carbonate de soude	— rien.
L'acétate n. de plomb	— y produit un abondant précipité blanc, soluble en partie dans l'acide azotique (carbonates), et en partie insoluble (sulfates).
L'azotate d'argent	— y produit un précipité peu abondant de carbonate et de chlorure; le premier soluble dans l'acide azotique, le second soluble dans l'ammoniaque.
Le chlorure d'or	— rien.
Le Bi-chlorure de platine	— rien.

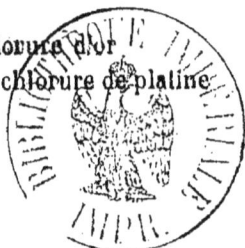

§ VII.

ANALYSE QUALITATIVE.

Six litres d'eau évaporés dans une capsule de porcelaine ont donné un résidu qui a été desséché au bain-marie, afin d'éviter, par une trop forte chaleur, de décomposer la matière organique et une partie des sels.

Avant sa complète. dessication, ce résidu exhale une odeur animale qui rappelle celle de la gélatine (1).

Desséché à 100 degrès, il devient inodore, jaunâtre, feuilleté et attire promptement l'humidité de l'air.

Son poids est de 1 gramme 17 centigrammes, ce qui porte à 0,19 centigrammes environ, la quantité de matières fixes contenue dans chaque litre d'eau.

Résidu dans l'eau distillée :

Dissous dans un peu d'eau distillée, ce résidu laisse au fond de la capsule un dépôt gris.

Cette dissolution, filtrée, est très alcaline au papier de tournesol rougi et donne avec les réactifs, les résultats suivants :

Les acides	— y produisent une légère effervescence.
L'ammoniaque	— un dépôt blanc gélatineux.
L'eau de chaux	— un précipité blanc grenu.
L'eau de Baryte	— un abondant précipité blanc, soluble dans les acides, avec effervescence.
L'azotate de baryte	— un léger dépôt grenu (sulfates).
L'azotate d'argent	— un abondant dépôt de carbonate et de chlorure.
L'acétate de plomb	— un dépôt abondant de sulfate et de carbonate.
Le Phosphate de soude et d'ammoniaque	— un léger précipité.

(1) La présence des matières animales dans l'eau la rend parfois phosphorescente la nuit.

Ayant traité par l'acide chlorhydrique la partie du résidu restée insoluble dans l'eau, il s'est fait une vive effervescence. Cette dissolution chlorhydrique évaporée à siccité, a donné un produit qui a été redissous dans l'eau distillée. — La liqueur filtrée a été soumise à l'action des réactifs :

La potasse caustique	— y produit un précipité blanc gélatineux, insoluble dans un excès de réactif (alumine).
Le carbonate de soude	— un précipité blanc (magnésie).
L'ammoniaque	— un précipité floconneux; (hydrate de peroxyde de fer et d'alumine).
Le Phosphate de soude et d'ammoniaque	— un précipité blanc (phosphate ammoniaco-magnésien).
L'oxalate d'ammoniaque	— un précipité blanc (d'oxalate de chaux).
Le cyanure jaune de potassium	— colore d'abord la liqueur en vert, et si l'on y ajoute une goutte d'acide azotique, la couleur devient aussitôt bleu-foncé; bleu de Prusse (fer).

Résidu à l'état sec :

Carbonates. — Les acides versés sur ce produit le décomposent avec effervescence.

Nitrates.—Mis dans un verre avec un peu d'eau distillée et un cristal limpide de sulfate ferreux, si on fait ensuite couler le long des parois intérieures du verre de l'acide sulfurique pur et concentré, aussitôt l'arrivée de l'acide sur le sulfate de fer, celui-ci se colore en brun.—Cette réaction est une de celles qui démontrent le mieux la présence d'un nitrate dans un liquide ou dans un résidu salin.

Je dirai, en traitant du sédiment boueux, l'origine de ces nitrates.

Iode. — Lorsqu'on met dans un tube à expériences un peu de résidu avec quelques gouttes d'eau distillée, qu'on y ajoute ensuite du chloroforme et de l'acide azotique mélangé de vapeurs nitreuses, on voit, après avoir fortement agité le tout et après un moment de repos, le chloroforme *coloré en rose* gagner le fond du tube. Cette coloration est due à la dissolution dans le chloroforme de la petite quantité d'iode qui a été chassée de sa combinaison.

Brôme, — Une nouvelle quantité de résidu, traitée dans un tube par un excès d'eau chlorée, en présence du chloroforme, colore ce dernier en *jaune*. Par l'agitation du mélange, le chloroforme a dissous le brôme qui a été chassé de sa combinaison par l'eau chlorée.

Jusqu'à présent l'existence de l'iode n'avait pas été signalée, pas plus que celle du brôme, dans l'eau de la Ravine-Chaude.

J'en attribue l'origine à la présence dans le bassin, des conferves et des *chara* qui s'y trouvent, ainsi que je vais le démontrer :

Iode. — Des *chara* ont été calcinés dans un creuset ainsi que des flocons de conferves. On a obtenu une cendre ferrugineuse rouge, mélangée de silice et d'oxyde magnétique.

Cette cendre a été mise dans un tube à expériences avec un peu d'eau distillée, puis du chloroforme et de l'acide nitrique-nitreux. Après avoir agité le tout et laissé reposer, l'iode mis en liberté, s'est dissous dans le chloroforme qu'il a coloré en *rose*.

Brôme. — Le Brôme a été isolé par un excès d'eau chlorée en présence du chloroforme qui s'est coloré en *jaune*.

Ces faits démontrent que la source de l'iode et du brôme se trouve dans les *chara* et dans les *conferves*. Il est donc urgent, non seulement de conserver ces végétaux dans le bassin, mais encore d'en favoriser l'accroissement.

Arsenic. — Le résidu a été traité par l'acide sulfurique pur. La liqueur étendue et filtrée, a été évaporée à siccité. Le produit a été redissous dans l'eau distillée et cette dissolution filtrée, concentrée, a été versée dans l'appareil de Marsh. Je n'ai pu obtenir de taches arsenicales : ce métalloïde n'existe donc pas.

Fer. — Après avoir dissous le résidu dans l'eau distillée et avoir ajouté une goutte d'acide azotique, on a versé dans le verre à expériences une dissolution de cyano-ferrure de potassium. Il s'est aussitôt formé un précipité de bleu de Prusse, ainsi qu'une légère effervescence. Le résidu contient donc du fer.

Manganèse. — Le résidu chauffé dans un tube, avec un mélange d'oxyde puce de plomb et d'acide azotique étendu, n'a pas produit d'acide per-manganique, reconnaissable à sa belle teinte rouge. Ce métal n'existe donc pas d'une manière appréciable.

Matières organiques. — Le résidu a été calciné dans un tube à expériences, à la flamme de la lampe à alcool. Un papier rougi de tournesol, placé à l'ouverture du tube, s'est coloré en bleu sous l'influence des vapeurs ammoniacales et empyreumatiques qui se sont d'abord dégagées.

La matière organique étant complètement détruite, la décomposition des carbonates s'en est suivie. Le papier bleu est alors redevenu rouge, subissant l'action du gaz acide carbonique mis en liberté : — Après cette opération le résidu est resté complètement blanc.

Enfin, dissous dans un peu d'alcool, le résidu brûle avec une flamme bleue-violacée.

Des faits qui précèdent, il résulte que l'eau thermale de la Ravine-Chaude est minéralisée par : des carbonates, sulfates, azotates et chlorures à bases de soude, de chaux et de magnésie;

Par de l'alumine, de la silice, du peroxide de fer hydraté (limonite), de l'iode, du brôme, de la matière organique, enfin, par une espèce d'albumine végétale, dite *matière extractive des eaux.*

§ VIII.

ANALYSE QUANTITATIVE.

Evaporation.

Quinze litres d'eau ont été évaporés à siccité dans une capsule de porcelaine. On a obtenu un résidu salin jaunâtre, qui desséché à 100 degrés, pesait 2 grammes, 95 centigrammes. Un litre d'eau renferme donc 0,196 milligrammes de matières fixes (1).

Pour séparer les parties constituantes de ce résidu , j'ai opéré de la manière suivante, sur un gramme de produit.

Traitement du résidu par l'alcool.

J'ai fait bouillir ce résidu pendant quelques minutes dans 6 à 8 fois son poids d'alcool : La liqueur, refroidie, a été filtrée. Cette dissolution, légèrement colorée en jaune par un peu de matière animale, a été évaporée à siccité et a laissé 0,15 centigrammes d'un produit salin très hygrométrique, sur lequel je reviendrai plus loin.

Traitement du résidu par l'eau.

La portion restée insoluble dans l'alcool, desséchée pèse 0,85 centigrammes. Ce produit a été soumis à l'action de 10 fois son poids d'eau distillée froide et après 24 heures de contact, la dissolution a été filtrée. La partie non dissoute restée sur le filtre a été bien lavée.

Les liqueurs réunies sont d'un jaune foncé et très alcalines aux

(1) M. Dupuy porte à 0,350 milligrammes le poids du résidu salin par litre d'eau. — Cette différence provient de ce que ce résidu n'a pas été desséché à 100 degrés, afin d'en chasser toute l'eau hygrométrique, ainsi que je l'ai fait.

papiers réactifs. Evaporées à siccité, elles ont donné 0,35 centi-grammes d'un sel hygrométrique, que j'examinerai ultérieure-ment.

Traitement du résidu par l'acide chlorhydrique.

La partie inattaquée par l'eau est grise, du poids de 0,50 centigrammes.

Traitée par l'acide chlorhydrique pur, elle produit une vive effervescence. Cette effervescence terminée, la dissolution acide a été étendue d'eau distillée et filtrée.

Le dépôt resté sur le filtre, lavé à l'eau froide et desséché, pèse 0,25 centigrammes. Après avoir été fortement chauffé dans un creuset pour incinérer les matières organiques, il ne pèse plus que 0,22 centigrammes. Ce résidu est légèrement coloré, inodo-re, insoluble dans l'eau et rude au toucher.

(Le poids des matières organiques brûlées est donc de 0,030 milligrammes).

Traitement par la potasse.

Les 0,22 centigrammmes qui précèdent, résultat de la calcina-tion, ont alors été traités à chaud par une dissolution concentrée de potasse caustique. La partie insoluble renfermant une petite quantité de per-oxyde de fer, a été lavée et desséchée : son poids est de 0,15 centigrammes.

(Silice 0,130 milligrammes et fer oxydé 0,020 milligrammes).

La liqueur filtrée ayant été saturée par un acide a été précipitée ensuite par le carbonate d'ammoniaque. Il s'est formé un abon-dant dépôt blanc, gélatineux, qui recueilli, lavé et calciné a donné 0,070 milligrammes d'alumine.

Les 0,22 centigrammes examinés se composent donc : de sable quartzeux ou silice 0,130, de per-oxyde de fer 0,020, d'alumine 0,070 milligrammes.

Examen du produit obtenu par l'alcool.

Ce sel, déliquescent, a cristallisé en cubes; légèrement coloré en jaune, il avait une saveur fraiche. Le microscope y a fait reconnaître la présence d'une matière gélatineuse insoluble et de nature animale.

Ayant dissous ce sel dans 25 grammes d'eau distillée, cette liqueur a été fractionnée pour être ensuite soumise à l'action des réactifs.

Elle précipite par l'azotate d'argent ; (chlorures).

Ne précipite : ni par les alcalis, ni par les carbonates alcalins, ni pas l'oxalate d'ammoniaque, ni par le chlorure de platine. Elle ne renferme donc que du chlorure de sodium.

Ayant pris 5 grammes de la dissolution, on y a ajouté quelques gouttes de chrômate de potasse et la quantité de chlorure qu'elle contenait a été dosée au moyen d'une liqueur titrée d'azotate d'argent. La burette graduée a donné pour résultat 0,0104 dix milligrammes; ce chiffre multiplié par 5, porte à 0,052 la quantité de chlorure contenue dans les 25 grammes de dissolution.

Les 0,15 centigrammes de produit obtenu par l'alcool se composent donc : de chlorure de sodium 0,052 et de matière organique 0,098 milligrammes.

Examen des sels obtenus par l'eau froide.

Ayant dissous dans l'eau distillée les 0,35 centigrammes de résidu salin, (obtenus du traitement par l'eau de la portion restée insoluble dans l'alcool), on en a préparé 25 grammes de dissolution. Après avoir fractionné cette liqueur, elle a été examinée de la manière suivante :

Les acides	— y produisent une vive effervescence.
L'azotate de baryte	— y détermine un abondant précipité blanc, soluble avec effervescence dès qu'on y ajoute un acide.
Le chlorure de platine	— n'y forme pas de précipité, mais il y détermine une légère effervescence.
L'azotate d'argent	— y fait naître un précipité dont une partie est soluble dans l'acide azotique (carbonates) et l'autre, plus minime, soluble dans l'ammoniaque. (Chlorures).

Ce résidu salin est composé de carbonate et de chlorure de soude.

La quantité de chlorure a été dosée sur 5 grammes de liqueur, son poids total s'élève à 0,012 milligrammes.

Les 0,350 milligrammes de résidu obtenus par l'eau se composent donc : de carbonate de soude 0,338 et de 0,012 de chlorure de sodium. En ajoutant cette quantité de chlorure à celle de 0,052, déjà trouvée, on a pour résultat total, 0,064 milligrammes.

Examen du produit obtenu par l'acide chlorhydrique.

La dissolution chlorhydrique évaporée à siccité, pour chasser l'excès d'acide, a laissé un sel très hygrométrique du poids de 0,22 centigr.

Ces 0,22 centigr. ont été dissous dans de l'eau distillée, de façon à réunir 30 grammes de liqueur. Fractionnée comme précédemment, cette liqueur a été soumise à l'action des réactifs suivants :

Le cyano-ferrure de potassium y décèle des traces de fer.

Le bi-chlorure de platine ne donne pas de précipité (pas de potasse).

L'oxalate d'ammoniaque donne un abondant précipité de chaux (oxalate).

La potasse donne un précipité de magnésie, insoluble dans un excès d'alcali.

Ayant ajouté du chlorhydrate d'ammoniaque dans 20 grammes de liqueur, on en a précipité la chaux par l'oxalate d'ammoniaque.

La magnésie a été ensuite précipitée par un excès de carbonate de potasse. Ces deux précipités ont été lavés, calcinés et pesés.

Traité par l'acide sulfurique en excès, le précipité d'oxalate de chaux a été transformé en sulfate de chaux insoluble qu'on a lavé, séché et pesé. — Connaissant la quantité de chaux qui entre dans la composition de ce sulfate, on a transformé, par le calcul, ce sel en carbonate.

Les 0,22 centigrammes de résidu soumis à l'analyse se composent donc : de 0,140 milligrammes de carbonate de chaux et de 0,080 de magnésie.

Les sulfates ont été dosés par la liqueur titrée d'azotate de baryte : leur poids est de 0,010 milligr.

Les azotates ont été évalués à 0,01 centigramme.

L'iode et le brôme, au moyen de l'azotate acide d'argent, ont été transformés en iodure et en brômure d'argent.

Le calcul a donné pour résultat : 0,006 milligrammes d'iodure et 0,004 milligrammes de brômure de sodium.

§ IX.

COMPOSITION DE L'EAU DE LA RAVINE-CHAUDE.

Des opérations précédentes il résulte, qu'un gramme de résidu se compose de :

Matière jaune, gélatiniforme.	0,098
Matière organique végétale.	0,030
Chlorure de sodium et de calcium.	0,064
Carbonate de soude.	0,338
Carbonate de chaux.	0,140
Magnésie (provenant de l'argile).	0,080
Sulfate de magnésie.	0,010
Azotate de soude.	0,010
Iodure de sodium.	0,006
Brômure de sodium.	0,004
Silice.	0,020
Alumine.	0,070
Per-oxyde de fer hydraté.	0,130
	1,000

Mais, un litre d'eau ne contenant que 0,196 milligrammes de matières fixes, les quantités énoncées ci-dessus n'y devront figurer que pour un peu plus d'un cinquième.

§ X.

SÉDIMENT BOUEUX DU BASSIN.

Ce sédiment se compose de sable fin, d'un bleu verdâtre, mélangé à une grande quantité de terreau.

En se desséchant à l'air, le sable devient jaune et il se forme à sa surface une efflorescence blanche, cristalline.

Délayée dans l'eau distillée, cette boue la rend blanche par suite de la suspension d'une assez grande quantité d'argile. Une fois filtrée, cette eau retrouve sa limpidité et n'influence pas les papiers réactifs.

Versé sur le sédiment qui nous occupe, l'acide chlorhydrique se colore en jaune orange, par suite de la dissolution d'une forte proportion de fer.

En raison de leur plus ou moins grande densité, on isole par la lévigation les différentes parties de ce sédiment. Ce moyen m'a permis de reconnaître au microscope les substances suivantes ·

1° — Une matière amorphe d'un jaune clair, gélatineuse et d'apparence animale.

2° — Des petits corps ovoïdes, d'un jaune orangé, à surface chagrinée (*chara*, organe-mâle).

3° — Des conferves transparentes, des mycodermes, sporules, etc., (les mêmes que celles qui ont déjà été décrites).

4° — Des débris noirs de végétaux, (feuilles, pétioles, bois,) dans un état avancé de décomposition.

La présence de ces débris dans le bassin, ainsi que celle de la grande quantité de branches que j'y ai déjà signalée, constitue un véritable terreau (*humus*), auquel est due la production des bulles d'hydrogène porto-carboné qu'on voit monter à la surface de l'eau, surtout dès qu'on agite la boue.

C'est à l'existence de cet *humus* que les nitrates dont j'ai parlé, doivent aussi leur origine.

En effet, ces matières végétales privées de vie ne tardent pas à être envahies par les germes de mycodermes qui se développent aux dépens des substances que les cellules et les vaisseaux contiennent.

Il se forme ainsi, une matière pulvérulente particulière nommée *fulminose,* qui possède la propriété d'absorber les gaz et particulièrement l'ammoniaque (1).

Ce gaz ammoniac, en réagissant sur les mycodermes dont j'ai constaté la présence dans l'eau ainsi que dans le sédiment boueux, colore la fulminose en noir et en fait une combinaison soluble qui pénètre le bois, les feuilles, et leur communique la teinte noire caractéristique de l'*humus.*

L'humus formé, il condense à son tour l'ammoniaque et l'oxygène. Il se développe dans ses pores une combustion chimique, dont la chaleur est suffisante pour brûler l'ammoniaque et la transformer en eau et en acide azotique.

L'azotate d'ammoniaque qui en résulte étant un sel très-soluble, échange sa base soit : avec la soude, la chaux, la magnésie, du sol de la Ravine-Chaude.

Telle est, en peu de mots, la manière dont se sont formés les azotates dont l'analyse nous a révélé la présence dans l'eau, ainsi que dans le sédiment du bassin.

Acides organiques. — Après avoir constaté l'existence de l'humus dans le sédiment boueux, on est naturellement conduit à rechercher les acides *crénique* et *apocrénique,* puisque leur formation dans les eaux minérales paraît en dériver.

Acide apocrénique. — Ayant traité la boue par la soude caustique, à une douce chaleur, la liqueur brune obtenue a été filtrée et saturée par de l'acide acétique étendu. Versant ensuite de l'acétate neutre de cuivre dans cette liqueur, il s'est fait un précipité brunâtre d'apocrénate de cuivre.

Acide crénique. — La liqueur dans laquelle on a obtenu le précipité ci-dessus a été filtrée et saturée par un léger excès de carbonate d'ammoniaque jusqu'à ce que, de vert d'herbe qu'elle était, cette liqueur soit devenue bleue. L'ayant chauffée, il s'est formé un précipité blanc-bleuâtre. (Crénate de cuivre).

_____

(1) Voir le récent travail de M. Blondeau sur la formation des nitrates.

Le sédiment boueux examiné renferme donc, un crénate et un apocrénate de fer.

Comme on le voit, les matières organiques constituent des principes qui minéralisent les eaux et si ces substances sont, dans quelques cas, peu nombreuses, elles n'en présentent pas moins un grand intérêt.

5° — On a séparé ensuite une forte quantité de sable qui, vu en masse, est d'un bleu verdâtre. Les grains dont il est formé sont d'un vert-bouteille; coloration due à la combinaison du protoxyde de fer avec la silice. (Silicate ferreux).

Ces grains transparents, sont roulés, fendillés ou brisés en éclats. — Cela démontre, qu'à l'époque de leur vitrification, c'est-à-dire, de leur combinaison avec le fer, ils ont subi un brusque refroidissement au sein d'un liquide d'une température sensiblement inférieure. Au microscope, ces gerçures simulent, à s'y méprendre, les nervures d'une feuille.

L'acide chlorhydrique change à l'instant la nuance de ce sable qui par suite de la sur-oxydation du fer qu'il renferme, devient d'un jaune de limonite. L'air suffit pour lui faire prendre cette couleur et le priver à jamais de sa transparence.

6° — On isole encore un sable blanc très-brillant, composé de cristaux de silice pure. Ce sont ces cristaux qui forment la blanche efflorescence qu'on observe à la surface du sable desséché et devenu jaune. Le frottement a complétement détruit les angles de ces petits grains dont la forme est généralement ovoïde. Leur transparence permet pourtant d'apercevoir à l'intérieur de leur masse, les vestiges d'une cristallisation.

7° — Un sable brun, formé par des grains de quartz enfumé.

8° — Une forte quantité d'oxyde de fer magnétique, combinaison riche de 72 pour cent de métal, oxyde que j'ai séparé au moyen d'un aimant.

9° — Des grains de limonite, (minerai de fer en grains).

10° — Quelques parcelles accidentelles de carbonate calcaire, roche semblable à celle qui constitue le sol de la partie de la Guadeloupe appelée la *Grande-Terre.*

11° — Enfin une argile grise et plastique.

§ XI.

ANALYSE QUANTITATIVE.

100 grammes de ce sédiment, desséchés dans une capsule de porcelaine jusqu'à ce que le poids soit devenu invariable, ont perdu 40 grammes d'eau.

Le résidu traité par l'eau distillée et après 48 heures de contact, a donné une liqueur qui, filtrée, évaporée à siccité, a laissé 0,40 centigrammes de sels.

Ces sels dissous dans l'eau sont : des sulfates, carbonates, azotates et chlorures à base de soude, de chaux et de magnésie, ainsi que l'ont prouvé les réactifs.

Le sable resté insoluble, du poids de 59 grammes 18 centigrammes, a été fortement calciné et a perdu 5 grammes 60 centigrammes. Cette quantité représente la matière organique incinérée.

Le produit de la calcination a été dissous dans l'eau distillée. Les réactifs ont démontré dans cette dissolution filtrée, la présence de la magnésie ainsi que celle des bases que nous avons déjà fait connaître.

Le sable ferrugineux resté insoluble a été traité, à plusieurs reprises, par l'acide chlorhydrique bouillant. La liqueur filtrée, a été évaporée à siccité. Le produit repris par l'eau, a donné une dissolution jaune de laquelle on a précipité par l'ammoniaque, un mélange d'alumine et d'hydrate de peroxyde de fer. Ce dépôt a été recueilli, lavé, seché et pesé : son poids était de 12 gr. 55 centigr. Dissous dans de la potasse caustique, on en a séparé par le filtre, 7 grammes 45 centigr. d'oxyde de fer.

La liqueur filtrée a été saturée par un acide, et ensuite précipitée par l'ammoniaque qui a donné un dépôt gélatineux d'alumine, de 5 grammes 10 centigr.

Arsenic. — La présence de l'arsenic n'a pu être décelée dans le résidu de l'évaporation de l'eau ; mais, la partie ocracée contenue dans les boues en renferme. Traitée par de l'acide sulfurique pur, cette matière ocracée a fourni une liqueur qu'on a évaporé à siccité. Ce résidu, repris par l'eau, a laissé sur le filtre une forte proportion d'alumine. La liqueur filtrée a été concentrée et versée dans l'appareil de Marsh : On a obtenu des tâches miroitantes d'arsenic.

Il y a donc des traces d'arsenic dans la boue ocracée du bassin

Le résidu de l'opération est formé de sables (1). La lévigation m'a permis d'en opérer le départ dans les proportions suivantes : Sable vert (devenu jaune) , 23 grammes, 20 centigr. — Sable blanc, 7 grammes, 75 centigr. — Sable noir, 7 grammes ; 2 grammes, 70 centigr. d'oxyde de fer magnétique ont été séparés par l'aimant.

Composition du sédiment boueux :

100 grammes de sédiment boueux se composent de :

Eau.	40,00
Sels solubles (carb. sulf. chlorures, nitrate de soude, chaux, magnésie.	1,20
Humus.	4,50
Matière organique gélatineuse (acide crénique, acide apocrénique).	1,10
Sable vert (espèce de chlorite colorée par du fer protoxydé).	23,20
Sable blanc (silice pure cristallisée).	7,75
Sable noir (quartz bitumineux ou enfumé). . .	7,00
Oxyde de fer magnétique.	2,70
Alumine	6,10
Hydrate de per-oxyde de fer (provenant des terres ocreuses) avec traces d'arsenic. . . .	7,45
	100 00

Cette boue renferme donc des agents médicamenteux toniques qu'on pourrait utiliser sous forme de bains. — Les bains de boue étant partiels ou généraux, leur durée varierait suivant les indications thérapeutiques et la constitution du malade.

(1) Ne possédant pas de creuset de platine, je n'ai pu calciner ce résidu avec un alcali et transformer ainsi, les silicates insolubles en silicates solubles.

§ XII.

SÉDIMENT DE LA PISCINE.

Sur les dés en pierre qui supportent la piscine ainsi qu'au fond du bassin demi-circulaire qui fait suite, se trouve une matière gluante, élastique, d'un gris verdâtre.

Le microscope a permis d'y reconnaître la présence de nombreux filaments d'une conferve déliée, (nostochinée) dont les tubes sont contenus dans une masse gélatiniforme. Ce sédiment renferme encore de la matière sébacée (crasse des baigneurs), de l'oxyde de fer et du sable.

Ce dépôt colore l'éther en jaune; le résidu de l'évaporation est de nature grasse.

Il abandonne à l'alcool de la chlorophylle, (matière colorante verte des conferves).

L'acide azotique versé sur ce dépôt produit une légère effervescence, et le colore en jaune d'ocre.

L'acide chlorhydrique lui communique une teinte verte.

La dissolution de potasse ne change pas sa nuance.

Enfin, calciné dans un creuset, il répand une fumée noire ainsi qu'une odeur de corne brûlée.—Le résidu de cette calcination est une terre rouge ferrugineuse.

CONCLUSIONS.

En raison de la faible quantité de sels qu'elle renferme par litre, on peut comparer l'eau de la Ravine-Chaude à celle de Saint-Gaudens des Pyrennées et la classer dans la catégorie des eaux *sous-salines*, chloro-sulfatées avec traces de fer, d'iode et de brôme.

Eloignée de la Pointc-à-Pitre de 23 kilomètres seulement, la Ravine-Chaude a été autrefois fréquentée dans la saison, par beaucoup de personnes de la Grande-Terre, ainsi que par des malades. En plus de la distraction que fait ordinairement éprouver l'aspect d'un site agréable, on y ressent une douce température et l'on y respire un air vif. Cet endroit, serait donc encore très recherché par les baigneurs, si l'on y trouvait un peu de confortable, des approvisionnements assurés et si on faisait aux logements toutes les réparations que leur état actuel exige.

La présence du carbonate de soude, du chlorure de sodium, de l'iode, du brôme, du fer, de la matière animale, dans l'eau de cette ravine ainsi que sa température de 33 degrés centigrades, lui donnent des propriétés véritablement bienfaisantes et particulières.

Prise en bains, elle peut-être propre aux maladies de la peau, aux douleurs rhumatismales, aux engorgements de la rate qui surviennent à la suite de fièvres intermittentes rebelles, à la guérison de la goutte, de la paralysie partielle, etc..., etc...

Légèrement purgative quand on en fait usage comme boisson, elle présente donc dans son ensemble, de précieux avantages.

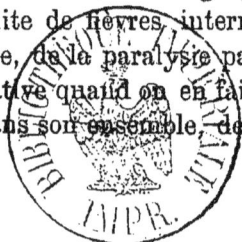

TABLE DES MATIÈRES.

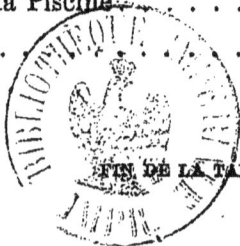

FIN DE LA TABLE.